LES EAUX SULFUREUSES

DE LUCHON

Leur origine; leurs propriétés physiques et chimiques

Principales indications thérapeutiques

PAR

Le Docteur S. BAQUÉ

Directeur de la *Presse Thermale*
Médecin consultant à Luchon

Extrait de la *Presse Thermale*
25 février; 10 et 25 mars 1909

PARIS
IMPRIMERIE LÈVE
17, RUE CASSETTE, 17
—
1909

LES EAUX SULFUREUSES DE LUCHON

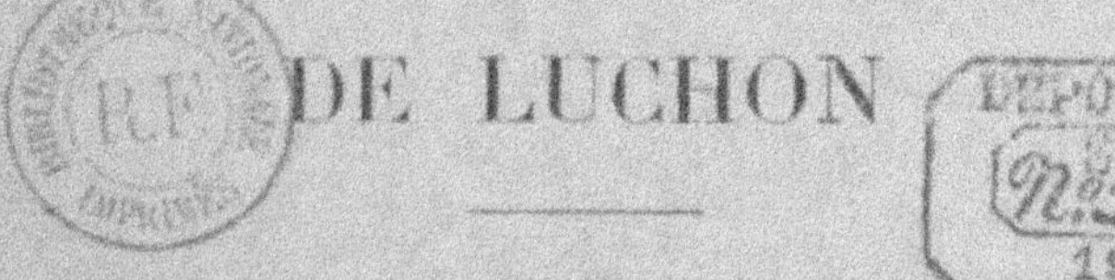

Leur origine; leurs propriétés physiques et chimiques
Principales indications thérapeutiques

PAR

Le Docteur S. BAQUÉ

Directeur de la *Presse Thermale*
Médecin consultant à Luchon

Extrait de la *Presse Thermale*
25 février, 10 et 25 mars 1909

PARIS
IMPRIMERIE LEVÉ
17, RUE CASSETTE, 17

1909

LES EAUX SULFUREUSES DE LUCHON

En parlant des eaux de Luchon, Filhol disait en 1852
que « ces sources constituent la série d'eaux sulfureuses
« la plus belle et la plus complète qui soit connue » : la
richesse de certaines sources est telle qu'aucune autre
localité des Pyrénées ne peut être comparée sous ce rapport à « Luchon » ; et Max Durand-Fardel déclarait qu'on
trouvait réunies à Luchon toutes les ressources des autres
stations.

Ce début si élogieux pourrait faire croire que notre
intention est de montrer Luchon comme la Ville d'eau
idéale, comme une panacée universelle, comme une station enchantée qui guérit tous les maux et fait des mira-
cles. Cette renommée, admise pendant longtemps, était
fondée sur le grand nombre et la variété des sources dont
les indications étaient multipliées à l'infini; toutes les
affections susceptibles d'être soignées par les eaux sulfureuses sont avantageusement traitées à Luchon parce que
ses sources forment une gamme complète, depuis le bain
sédatif jusqu'au plus excitant en passant par des bains qui,
sous une excitation plus ou moins modérée suivant les
sources, ont une puisssance d'action très étendue.

Mais ce grand avantage de s'adresser à de trop nombreuses
maladies ou aux divers états d'une même affection devient
dans certains cas, une source d'inconvénients parce qu'une
station thermale risque fort de n'être pas prise au sérieux,
quand elle guérit trop de choses. C'est un écueil que nous
essaierons d'éviter en glissant rapidement sur les indications secondaires pour insister plus particulièrement sur
les principales. Nous nous attacherons surtout à montrer

la spécialisation des sources, à faire ressortir leur action dominante. Mais auparavant, il nous paraît indispensable de faire connaître la situation et le climat de Luchon.

* *

Situation. — Climat

Située dans une des plus grandes et des plus belles vallées des Pyrénées, au pied du Massif de la Maladetta, cette station est adossée contre la montagne de Superbagnères à l'ouest et s'appuie au nord sur la montagne de Cazarilh. Protégée ainsi contre les brusques changements de température, elle voit la vallée se dérouler devant elle, au midi, à l'est et au nord-est sur une longueur de 10 kilomètres et sur une largeur de 3 kilomètres. Ainsi garantie des mauvais vents du nord, de l'ouest et du sud-ouest, ayant devant elle un vaste horizon très éclairé à une altitude de 625 mètres, la ville réunit tous les avantages du climat de montagne sans avoir les inconvénients des vallées qui dépassent une certaine altitude. Les soirées sont un peu fraîches, agréablement, jamais froides et la transition se fait toujours graduellement. Les pluies sont rares en été et quand le temps est couvert, le brouillard ne descend jamais dans la vallée; il reste suspendu à une hauteur minima de 150 mètres environ. L'état du ciel est pur pendant 240 jours, nuageux pendant 125 jours dont 75 de pluie. Les températures moyennes sont de 11° 8 centigrades au printemps ; 20° 6 en été, 11° 5 en automne, 3° 8 en hiver. Le climat est très sain et les épidémies y sont très rares, aucun cas de choléra n'y a été constaté, alors que cette épidémie faisait de nombreuses victimes à quelques kilomètres plus bas, du côté de la plaine.

Son action est stimulante et sédative à la fois. Le malade se sent mieux disposé, son appétit augmente dès les premiers jours de son arrivée et le sommeil est beaucoup plus calme et plus reposant. Toutes les fonctions de l'organisme se réveillent, les forces musculaires reviennent, la respiration est plus ample, la circulation plus active, les

échanges nutritifs sont augmentés et il en résulte naturellement une augmentation des globules rouges du sang.

L'air qui circule dans la vallée s'est déchargé de son
humidité à son passage sur les hauts sommets ; il arrive
sec et pur ce qui explique la grande luminosité qui
inonde toute la région. Les photographes qui voyagent
dans les Pyrénées savent bien que leurs plaques sont souvent voilées par cet excès de lumière.

On a beaucoup parlé et on parle encore de la cholérine des
Pyrénées, dénomination exagérée donnée par Lambron à une
diarrhée bénigne qui s'explique par plusieurs causes dont
l'une tient précisément à l'influence du climat. L'air associé
à l'exercice et à une nouvelle hygiène du malade excite
l'appétit, quelquefois dans de telles proportions que celui-ci
dévore gloutonnement et finit par provoquer des troubles
intestinaux. Une autre cause existait, à l'époque de Lambron, qui rendait cette affection quelquefois plus rebelle.
Luchon comme la majeure partie des localités des Pyrénées
était alimentée par l'eau des torrents, eau qui vient directement de la fonte des neiges, insuffisamment minéralisée
et à la merci de toutes les souillures. Actuellement depuis
22 ans cette cause n'existe plus, la ville de Luchon étant
alimentée par une eau de source, à 11° constant et dans
l'énorme proportion de 1.200 litres par habitant et par
24 heures. Ce n'est donc plus qu'une légende et cette cholérine rentre dans le cadre banal de ces affections par sur-
menage de l'appareil digestif et que la prévoyance du
médecin doit éviter.

*
* *

Origine des sources

C'est de la montagne de Superbagnères que jaillissent
toutes les sources sulfureuses par des fissures appelées
failles dont l'orientation est dirigée du sud-ouest au nord-
est, suivant un angle de 27°.

Ces fissures se sont formées de deux façons : tantôt elles
viennent d'un éclatement qui a fendu la roche elle-même,

tantôt d'un mouvement qui a produit un glissement d'une roche sur une autre et, dans ce cas, c'est toujours le schiste et le granit qui se sont écartés, mais c'est le cas le moins fréquent, c'est même l'exception. La faille est presque toujours constituée par une cassure qui s'est faite soit en plein schiste soit en plein granit. Quant il y a glissement, simple écartement, l'eau peut s'écouler de haut en bas, mais quand il y a cassure, vraie faille, l'écoulement se fait toujours de bas en haut, de la profondeur à la surface, et cet écoulement est d'autant plus abondant, les eaux sont d'autant plus chaudes et sulfureuses que ces failles sont plus ouvertes et plus exactement orientées suivant 27° nord-sud.

Ces failles, nous venons de le dire, sont toutes creusées dans un terrain granitique et schisteux ; le premier étant constitué surtout par du grain moyen et du mica blanc « dans lequel, dit M. Garrigou, on trouve en filon de la « syénite, de l'eurite et de la pegmatite à gros éléments. « Dans ces diverses roches, dit le même auteur, on retrouve « comme minéraux adventifs : la tourmaline, les pyrites « de fer et de cuivre, la calamine, l'actinote, l'hornblende, la « plinte, la stilbite, le mica palmé, ce dernier étant la « caractéristique du granit de Luchon et ne se retrouve « qu'à Ax où il accompagne également les eaux similaires « de celles de la station de Luchon. »

Quant au schiste beaucoup moins dur que le granit, il se laisse facilement entamer par l'eau sulfureuse et se ramollit à son contact. Il se compose surtout de quartz et, par places, de pyrites de fer et de cuivre.

C'est à travers ce schiste et ce granit que de belles galeries ont été percées dans le roc lui-même, sur un parcours de mille mètres environ, formant un dédale très intéressant à visiter surtout pour les médecins.

Le visiteur y remarque des incrustations de soufre de toutes les formes : tantôt c'est une couche plus ou moins épaisse le long des caniveaux dans les parties qui ne sont pas en contact direct avec l'eau, tantôt sur les parois des roches d'où s'écoule l'eau, ce sont des houppes soyeuses d'une délicatesse extrème. Ces galeries sont parsemées de griffons indépendants qui se déversent par des conduits vers l'extérieur, sur le côté ouest de l'établissement et vont se réunir par groupes, suivant leurs propriétés thérapeutiques, dans des réservoirs échelonnés au nombre de 21 le long de cette partie des Thermes. De ces réservoirs, l'eau est distribuée dans les divers services des bains, douches, étuves, pulvérisations, piscines, etc., etc.

**

Propriétés chimiques et physiques

Nous aurions dû donner quelques détails relatifs à cette association des sources, mais ce serait une énumération trop longue pour un travail aussi résumé. Qu'il nous suffise de savoir que chaque source est la réunion volontaire de plusieurs griffons, distincts par leur origine, mais présentant des propriétés similaires que nous allons étudier. Ces propriétés avant d'être bien définies, ont donné naissance à des théories souvent agrémentées de polémiques assez violentes.

Ce fut Bayen qui, le premier en 1760, détermina avec un peu de précision le principe sulfuré, un sulfure qui plus tard devait être le point de départ de la théorie du monosulfure.

Un pharmacien, Save, parle, à la même époque, d'un dégagement d'hydrogène sulfuré.

Fourcroy, se basant sur les recherches qu'il avait faites à Enghien, se croit autorisé à généraliser et porte le jugement suivant : « Il ne reste plus rien à désirer aux eaux « sulfureuses, elles sont aussi bien connues que les eaux « acidulées. » Pour lui toutes les eaux sulfurées étaient calciques.

En Angleterre, Kirwan en 1779 admet des sulfures et des sulfhydrates de sulfure, tandis que Longchamp fait une combinaison du soufre avec la soude et arrive à former un hydrosulfure.

Anglade en 1827, dans ses travaux sur les Pyrénées,

arrivait à la théorie du monosulfure, mais Fontan en 1853, étonné du phénomène du Blanchiment, variable suivant les sources, depuis le blanchiment abondant et immédiat jusqu'à absence complète, fit des expériences qui lui démontrèrent que les eaux de Luchon étaient des sulfhydratées. C'est l'idée qui a prévalu, la seule admise aujourd'hui.

**

En effet, les eaux de Luchon appartiennent à la catégorie des sulfurées sodiques et à la variété des sulfhydratées, elles sont en même temps fortement silicatées. Elles émettent une grande quantité d'acide sulfhydrique et après Amédée Fontan qui avait mis en lumière cette particularité, le professeur Garrigou en a démontré la présence indiscutable ainsi que son élève le Dr Monard qui a bien étudié ce principe sulfuré des eaux de Luchon, dans une thèse qui fut soutenue en 1879. Filhol lui-même, qui avait adopté la théorie du monosulfure et soutenu pendant longtemps ses idées à ce sujet, a fini par admettre l'existence du sulfhydrate de sulfure.

Cette constatation qui ne paraît pas, tout d'abord, avoir une grande importance, joue cependant un rôle capital dans la production de vapeurs sulfurées qui sont très chargées d'acide sulfhydrique alors qu'une eau à monosulfure de sodium n'en entraîne qu'une petite quantité. Cette particularité a valu à Luchon cette belle spécialité du humage qui consiste dans l'émanation naturelle de vapeurs sulfhydriquées, d'une si grande efficacité dans le traitement des affections des voies respiratoires.

A côté de cette propriété générale dans des proportions variables suivant les sources, il existe d'autres caractères qui ont servi de base à une classification des différentes sources.

Ce sont d'abord les *Eaux Blanchissantes* qui ont la propriété de devenir lactescentes au contact de l'air; elles sont très onctueuses au toucher et les bains très agréables, adoucissent la peau et produisent des effets sédatifs. Nous les appelons les bains des dermatoses, employés avec utilité dans les affections cutanées accompagnées d'un certain degré d'hyperhémie, particulièrement dans le traitement du groupe eczéma. Ces eaux, représentées par deux sources, Ferras et Blanche, doivent leur onctuosité à la présence de sulfurine ou glairine, produit d'un cryptogame qui se développe dans ces sources quand elles arrivent au contact de l'air. Leur richesse en principes sulfurés est inférieure aux autres sources, la Blanche contient du soufre en suspension.

Un deuxième caractère est constitué par les sources *hyposulfitées*. Ce groupe est représenté par la source Bordeu, une des plus remarquables de la station, grâce à son action sédative très marquée, malgré sa richesse en soufre, 0,04 par litre à la température de 49° centigrades. On explique cette action sédative par la présence d'une grande quantité d'*hyposulfites* qui atteint la proportion de 3 gr. 50 pour un bain et aussi par sa richesse en *azote* et en *sulfurine*. Ce caractère n'est pas spécial à Luchon puisqu'on le trouve de plus en plus marqué, à mesure qu'on s'approche de la partie orientale des Pyrénées.

La source Reine, quoique étant une hyposulfitée, est loin d'avoir les mêmes propriétés que la source Bordeu, puisqu'elle est la plus excitante de la région. C'est à tort que, pendant longtemps, elle a servi de base pour caractériser les eaux de Luchon. Ces propriétés excitantes sont dues à ce qu'on appelait autrefois la puissance électrogène que nous confondons à tort aujourd'hui avec la radio-activité.

Un troisième groupe est celui des *polysulfurées*, représenté par les 4 sources suivantes :

	Température	Sulfuration
Etigny	48°	0,05
Richard nouvelle	50°	0,03
Bosquet	43°	0,05
Grotte	38°	0,05

Ces sources sont plus fixes que celles que nous connaissons déjà, elles conservent dans le bain même leur coloration jaune verdâtre et leur limpidité.

« Leur richesse, dit Ferras, en principes sulfurés dans
« un bain ramené à 35° c. par de l'eau froide saline à 18°
« peut-être évaluée à

3 gr. 376 de sulfure de sodium pour... Etigny
6 gr. 896   —   —   ... Richard nouvelle
7 gr. 650   —   —   ... Bosquet
9 gr. 238   —   —   ... Grotte.

« Un bain de *Grotte* refroidie, sans addition d'eau froide,
« peut être riche de 16 grammes de sulfure, ce qu'aucune
« source sulfurique sodique thermale ne saurait dépasser. »

Ces eaux possèdent une action excitante, irritante même localement et doivent être employées dans tous les cas où il est nécessaire de donner un coup de fouet à l'organisme. Cette action se produit sans avoir des effets marqués d'excitabilité et la Grotte par exemple est loin de produire cette excitation, cet énervement qui se manifestent après un bain de Reine que nous savons très électrogène [1]. Et pourtant, la Grotte est plus hyperthermale et plus riche en soufre que la Reine!

Toutes les sources que nous venons de classer en trois groupes distincts sont disposées pour être utilisées suivant les exigences de la maladie ou du malade. Dans la même cabine plusieurs sources sont amenées dans la baignoire et il est aisé de faire des mélanges qui atténuent ou renforcent, suivant les cas, la puissance du bain.

Nous avons donc passé en revue les trois groupes des eaux de Luchon : le premier spécial à Luchon : *les eaux blanchissantes*; le second, précieux par son action sédative combinée avec une forte absorption du principe sulfureux, les *hyposulfitées*, et enfin le troisième groupe qui constitue le groupe des excitants : *les polysulfurées*.

---

[1] Nous employons à dessein le mot ancien électrogène et non radioactive, ne voulant pas confondre ces deux mots qui n'expriment pas la même chose à deux époques différentes.

Cette division, très correcte puisqu'elle est basée sur des principes chimiques déterminés, peut cependant donner lieu à des erreurs au point de vue des propriétés thérapeutiques, comme nous l'avons fait remarquer au sujet des deux sources Bordeu et Reine qui font partie du même groupe avec des effets différents. Cela confirme bien l'opinion émise par nous dans un travail précédent : que les mêmes propriétés chimiques n'entraînent pas toujours les mêmes propriétés thérapeutiques et nous nous arrêterons à la division suivante :

Sources sédatives : Ferras, Blanche et Richard ancienne.

Sources très actives et peu excitantes : Richard nouvelle, Bordeu et Bosquet.

Sources très excitantes : d'Etigny, Grotte et surtout Reine.

La source d'Etigny n'appartient à ce groupe des sources excitantes que depuis 1877, époque où on a conduit dans son réservoir une source innommée très fortement sulfureuse et très excitante.

Toutes ces sources ne constituent pas toute la richesse des eaux de Luchon, puisqu'il n'existe pas moins de 52 griffons bien distincts les uns des autres.

Nous citerons seulement les plus importantes : Bayen qui se réunit à la Reine et dont la température est de 66° centigrades et la sulfuration de 0,078 par litre ; Sengez, source à 41° centigrades et d'une sulfuration de 0,074 par litre et enfin les trois belles sources du Pré dont le n° 1 a une température de 62°8 et une sulfuration de 0,073 par litre.

Ces nombreuses sources donnent un total de 450.000 litres par jour, pour les bains et douches ; 28.000 litres pour la boisson et 500.000 litres d'eau saline froide à 17°.

A côté de ces eaux sulfureuses, nous devons mentionner des eaux ayant un autre caractère et une importance qui n'est pas à négliger dans certains cas, comme adjuvant du traitement sulfureux. Ce sont de nombreuses eaux ferrugineuses et l'eau alcaline de Ravi très appréciée

dans le pays contre les affections catarrhales de la ves-
sie.

**

L'action la plus importante des eaux sulfureuses de
Luchon se manifeste dans le traitement des maladies des
voies respiratoires, au moyen du *Humage* principalement
aidé dans certaines circonstances par la pulvérisation et
le gargarisme. Ce humage constitue, avec les *Eaux Blan-
ches*, la caractéristique de Luchon. C'est un mode spécial
d'inhalation personnelle, basé sur l'extrême facilité avec
laquelle certaines eaux de cette station s'altèrent à l'air
libre et dégagent spontanément des vapeurs sulfureuses,
très riches en hydrogène sulfuré.

Ce sont des eaux thermales qui sourdent du sol à une
température suffisante et dans une combinaison telle que
ces vapeurs sont respirées sans autres manipulations.

D'après cette définition, il s'établit une différence entre
ces eaux et celles qui ne dégagent pas d'hydrogène sulfuré ou n'en dégagent que par des moyens artificiels.
C'est le cas des eaux artificielles et forcées, artificielles parce
qu'elles sont portées à l'ébullition ; forcées, parce qu'elles
sont soumises à des pressions plus ou moins considéra-
bles suivant leur constitution et leurs affinités chimiques.

Les procédés artificiels employés varient suivant les stations thermales et sont souvent très ingénieux, mais la
plupart de ces moyens ne donnent pas le humage proprement dit. Nous ne détaillerons pas ces procédés : ce
sont tantôt des eaux pulvérisées par un mécanisme variable suivant chaque cas, et le malade n'aspire qu'un mélange
de vapeur et d'eau, tantôt des salles chargées de vapeurs
et où les malades sont réunis en groupe pour respirer une
atmosphère commune. Mais pourquoi dans ces cas parler
de humage, puisqu'il s'agit de pulvérisation et d'inhalation ? Pourquoi favoriser une confusion déjà trop établie,
en disant aux malades, en écrivant même dans les traités spéciaux, dans les monographies, que la cure par le
humage est excellente pour telle ou telle affection, alors

que ce mode de traitement n'existe pas dans cette station ?
Ceci n'est pas une critique, comme on pourrait le croire,
c'est une mise au point. Nous ne voulons attaquer en rien
la valeur thérapeutique des traitements faits dans ces
stations dont les beaux résultats sont indiscutables ; nous
ne voulons pas, non plus, faire du humage proprement
dit, un traitement miraculeux, mais nous serions heureux
de faire cesser une confusion qui s'établit de plus en plus
dans le public et même parmi les médecins. Ceci n'est
pas non plus un jeu de mots et nous jugerons par la
suite du sujet, de l'importance qu'il y a à différencier ces
trois modes de traitement.

Les salles de humage de Luchon sont de grandes pièces,
admirablement éclairées et aérées à voûte très élevée et
dont la température ambiante n'est pas plus élevée que
dans le reste de l'établissement. En entrant dans une de
ces salles, le visiteur est tout d'abord frappé par la vue
d'appareils très propres, plus ou moins nombreux suivant
les salles. Ce sont les tubes de humage, fixés à des coffres
luxueux en beau marbre blanc, construits sur des bassins
échelonnés au voisinage des griffons et traversés par l'eau
sulfureuse qui laisse échapper les vapeurs sulfhydriquées.
Ces vapeurs trouvant un espace libre et plus froid, s'élèvent
dans le tube, comme dans une cheminée et sortent par l'embouchure représentée par une sorte de porte-voix en porcelaine. Ce porte-voix s'adapte au tube au moment du
humage et s'enlève dès que le traitement est terminé ; ce qui
lui permet d'être personnel, d'être la propriété du malade.
Le reste de l'appareil lui-même est rigoureusement personnel et alimenté par un bassin spécial avec un tuyau
d'arrivée et de sortie qui empêche toute communication
avec les bouches de vapeur voisines.

Quand on porte devant un de ces appareils, une bande de
papier buvard imprégnée d'une solution d'acétate de
plomb, on la voit se colorer rapidement en brun et cette
coloration s'accentue d'autant plus que l'exposition est plus
longue. Cette expérience dénote la présence d'hydrogène
sulfuré dont le dégagement est si abondant, qu'une pièce

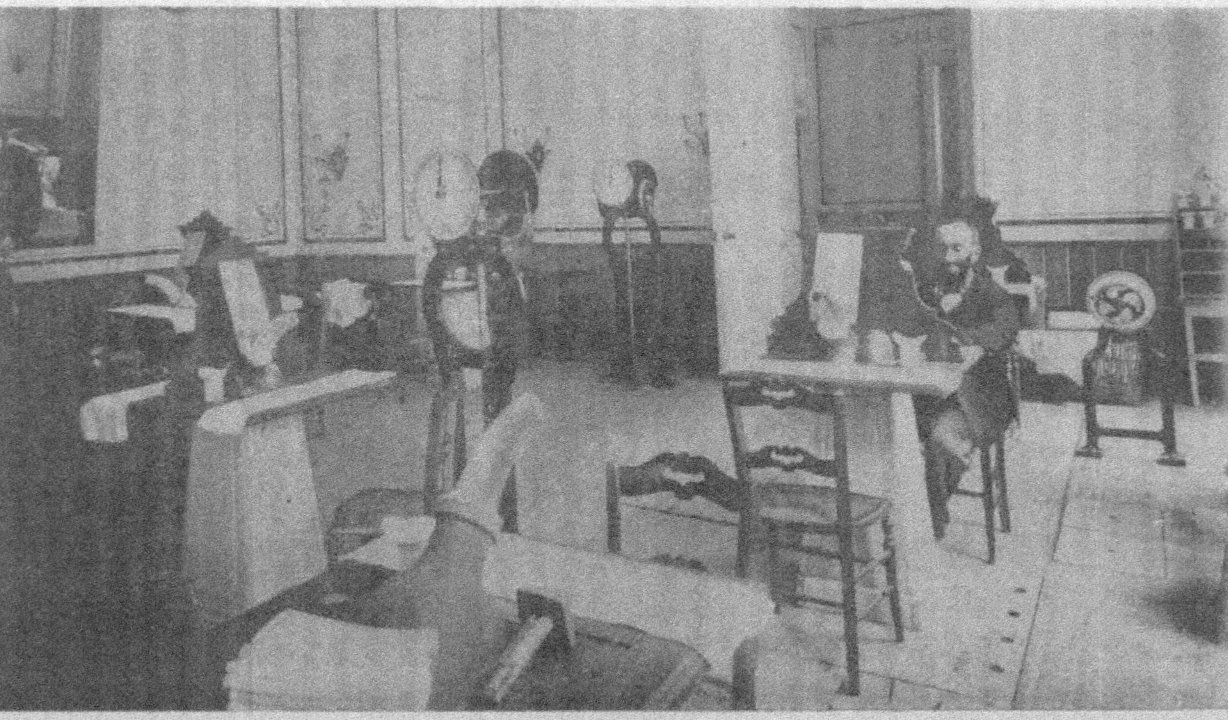

Salle de humage.

d'argent est noircie en quelques secondes. Cette constatation est de première importance parce que c'est au dégagement de ce gaz que nous devons la plus grande partie des effets thérapeutiques obtenus par la médication sulfurée naturelle ou pharmaceutique.

Ce dégagement n'est pas le même dans tous les appareils; il est plus ou moins considérable suivant les sources, suivant les bouches d'une même source et enfin suivant l'état de la température extérieure et de la pression barométrique.

Indépendamment des deux premières causes qui n'offrent aucune difficulté, puisque le praticien est au courant de ces divers degrés de sulfuration pour telle source ou tel numéro de telle source, l'influence de la température extérieure et de la pression est plus délicate à juger. Les uns croient que le dégagement de gaz est plus abondant, parce que plus facile, quand la pression diminue; d'autres, au contraire, pensent qu'une augmentation de pression accroît la richesse des sources en hydrogène sulfuré. En réalité l'action de la pression est peu sensible et telle eau qui sous une forte pression contiendra une grande quantité d'hydrogène sulfuré, n'en laissera pas échapper plus que cette même eau qui en contient moins sous une pression plus faible.

Il en est de même pour la température extérieure dont l'influence est connue de tous les médecins de la station qui sont d'accord pour reconnaître que la richesse du humage en hydrogène sulfuré est d'autant plus grande que la température extérieure est plus basse. Cette richesse, le médecin peut en disposer à sa volonté, il peut l'augmenter ou la diminuer à son gré, obtenir la température qu'il désire, grâce à un mécanisme spécial et très ingénieux qui met à sa disposition une véritable gamme, dans laquelle il peut obtenir la modalité qui convient le mieux, à son malade, suivant son affection, sa constitution, sa susceptibilité. En effet, cinq sources, Reine, Grotte, Bordeu, Richard et Blanche alimentent les bouches du humage.

Chacune de ces sources possède un certain nombre d'appareils à humage échelonnés sur son parcours et d'une richesse plus ou moins grande suivant leur numéro d'ordre. Cette richesse n'est pas inversement proportionnelle à la distance entre l'appareil et le griffon, elle dépend surtout du mode de construction des bassins sous-jacents. En outre, au-dessus de ces bassins, chaque tube de humage est gradué par quarts et permet de régler l'écoulement du gaz, de façon à n'utiliser qu'une faible quantité d'hydrogène sulfuré ; en sorte que ce système permet de faire varier les vapeurs au triple point de vue de la sulfuration, de la température et de la vapeur d'eau ; de doser, de graduer un traitement qui n'est pas ainsi soumis au hasard, mais aux indications du praticien.

Quand l'appareil a été ainsi gradué suivant l'ordonnance du médecin, le malade s'assied devant l'appareil et place ses lèvres au-devant de l'embouchure qui lui est personnelle. Pour les uns, elles doivent être appliquées contre l'appareil ; pour les autres, il doit y avoir un certain espace entre les deux et enfin d'autres veulent que les lèvres soient reliées à l'appareil par une serviette enroulée autour du tube.

Nous admettons la deuxième méthode, celle qui laisse un espace de 1 à 2 travers de doigts entre l'appareil et les lèvres et permet de respirer un mélange d'air et de vapeurs. Les autres procédés me paraissent mauvais, car ils bouchent l'appareil et nous savons qu'il ne peut fonctionner ainsi, puisqu'il fonctionne d'après le principe de la cheminée.

Le malade doit respirer tout naturellement, sans effort, et toujours par le nez, la bouche étant fermée. C'est une règle qu'on oublie trop souvent et qui a son importance, surtout dans les affections du rhino-pharynx qui sont les plus fréquentes.

Dès les premières inspirations, le malade éprouve une sensation de bien-être, de chaleur dans la poitrine qui se dilate plus aisément et dont les mouvements se ralentissent. Le malade respire plus facilement et certains ont une tendance à prolonger leur séance, ce qui n'est pas sans inconvénient, car ils ne tardent pas à éprouver dans la gorge une impression de gêne et de sécheresse.

Maintenant que nous connaissons les pratiques du humage, que nous avons appris son mécanisme, l'installation des appareils, il nous est facile de le différencier de la pulvérisation et de l'inhalation. Nous n'essaierons pas de faire une distinction entre le humage et la pulvérisation ; c'est trop simple. Quand les malades veulent prendre une inhalation, ils sont groupés dans une même salle où, plongés dans une atmosphère chaude et humide, ils respirent le même air. S'ils ne veulent pas endurer sous leurs vêtements le supplice du bain de vapeur, ils sont obligés de se déshabiller pour revêtir un peignoir ; c'est beaucoup de tracas pour une simple inhalation ! Et pourtant, si les malades ne se déshabillent pas, outre le supplice du bain de vapeur, ils s'exposent en quittant la salle en état de sueur aux brusques changements de température, aux refroidissements, malgré toutes les précautions. Parmi ces malades, les uns n'ont besoin que d'une inhalation et le bain de vapeur qu'ils sont obligés de subir peut leur être funeste. D'un autre côté, ceux-ci ont besoin d'une grande quantité de vapeurs médicamenteuses, ceux-là ne peuvent en absorber qu'une quantité bien moindre ; le dosage est donc impossible. On nous dira que les premiers resteront plus longtemps que les seconds. C'est vrai, mais souvent il vaudrait mieux que la quantité de vapeurs soit absorbée pendant le même temps et par petites doses. Enfin l'air respiré par les malades est le même et outre les inconvénients du traitement en commun qui ne plaît pas à tout le monde, cet air vicié perd beaucoup de sa valeur thérapeutique.

Dans les salles de humage, au contraire, le malade ne risque pas de transpirer et de se refroidir ensuite, parce qu'il est dans des salles dont la température est sensiblement la même qu'à l'extérieur ; les vapeurs qui s'échappent des appareils s'élèvent à la partie supérieure de la salle dont l'atmosphère est constamment renouvelée par un

courant d'air qui passe au-dessus de la tête des malades
sans les toucher. Il n'est plus utile de se déshabiller et le
malade, au lieu de s'astreindre à un traitement désagréable
et laborieux, qui exige tous les jours beaucoup de temps,
vient simplement respirer pendant quelques minutes,
pour continuer ensuite sa promenade à peine interrompue.
Et même, le malade avait-il commencé une lecture, il peut
la continuer à son aise, grâce à un pupitre qui se trouve
placé au-dessus de l'appareil, à la hauteur de ses yeux.
Nous savons que la construction des appareils permet au
malade un isolement absolu et lui fournit une atmosphère
de vapeurs qui lui sont personnelles, vapeurs que le médecin peut doser à l'infini, suivant les aptitudes des
malades.

Ses indications. — Le humage a les indications de l'inhalation proprement dite, son action est profonde et rapide
grâce à la grande quantité d'hydrogène sulfuré que l'on consi-
dère comme le principe vraiment actif des eaux sulfureuses et que nous avons vu se dégager spontanément
des eaux de Luchon. Le malade respire bien mieux, éprouve
une sensation de bien-être qui tient à une respiration plus
facile et plus ample. Ces effets sont ressentis dès les premières séances, ils se maintiennent pendant toute la durée
du traitement et préparent un hiver beaucoup moins pénible pour les malades.

Ce sont les bronchites chroniques dont la toux sèche et
pénible s'améliore dès les premières séances; il en est de
même pour le coryza chronique, pour la pharyngo-laryn-
gite, surtout d'origine arthritique, pour l'emphysème au
début, l'asthme à forme humide qui se trouvent très bien
d'un traitement par le humage seul. Dans certains cas,
où l'inflammation est plutôt localisée au niveau des piliers
du voile du palais, de la paroi postérieure du pharynx
on prend avec fruit le gargarisme associé au humage et
à la pulvérisation.

Quoique son action soit locale, qu'elle s'adresse particulièrement aux manifestations du côté du larynx, de

la trachée, des bronches, du côté des poumons, de la plè-
vre ; quoiqu'elle améliore rapidement les bronchites chroniques, les emphysèmes, les vieux restes de pneumonies
et pleurésies sans aucun rapport avec une affection cons-
titutionnelle, nous devons cependant faire connaître que
le humage viendra en aide aux autres modes de traitement.
Il fera partie lui-même de ce traitement général constitué
par les bains, les douches, les étuves, la boisson, quand
il faudra activer l'élimination mercurielle chez un syphilitique, ou combattre contre le lymphatisme, la scrofule, le
rhumatisme. Tous ces cas seront admirablement traités par
les nombreuses ressources balnéothérapiques de Luchon,
mais le humage viendra compléter ce traitement général,
en apportant sa part énorme de soufre à l'organisme.

D'ailleurs, Marcel Labbé a suffisamment démontré cette
action du humage sur l'état général, parce qu'il augmente
nettement l'activité de réduction de l'oxyhémoglobine,
celle-ci passant régulièrement de 0,65 à 0,87 avant le
humage à 1,08 à 1,18 après le humage. De plus, l'augmentation de la quantité d'oxyhémoglobine a été constatée
dans bien des cas d'anémie après une série de humages ; ce
qui tend à prouver que les vapeurs sulfureuses aident à la
formation de l'hémoglobine, en mettant à la disposition de
l'économie le soufre qui marche parallèlement au fer,
dans la constitution de l'hémoglobine.

Il est enfin une dernière catégorie d'affections, soignée
avec succès à Luchon par le humage modifié ; je veux
parler de la *surdité* ayant pour point de départ les catarrhes
et malformations du rhino-pharynx, de la trompe d'Eustache et de l'oreille moyenne. Cet ensemble forme un tout,
intimement lié et où le plus petit trouble peut provoquer
des dégâts très importants. Nous avons vu que le humage,
aidé quelquefois de la pulvérisation, pouvait enrayer la
marche de ces affections quand elles sont récentes et can-
tonnées dans le rhino-pharynx, sans propagation otique.
Mais quand l'oreille moyenne est touchée, nous avons
recours aux insufflations de vapeurs sulfureuses, dans la

caisse; en un mot nous faisons le humage de la trompe. La méthode consiste à porter les vapeurs sulfureuses dans la caisse, au moyen d'une sonde d'Itard, dont une extrémité est placée à l'entrée de la trompe d'Eustache et l'autre en communication avec le ballon générateur des vapeurs sulfureuses, qui est ici l'appareil de humage.

Les vapeurs sont amenées dans un ballon en caoutchouc au moyen d'une poire aspirante et foulante qui est elle-même reliée à l'appareil de humage, à la place de l'embout en porcelaine que nous connaissons déjà.

La poire doit être actionnée par le médecin lui-même et

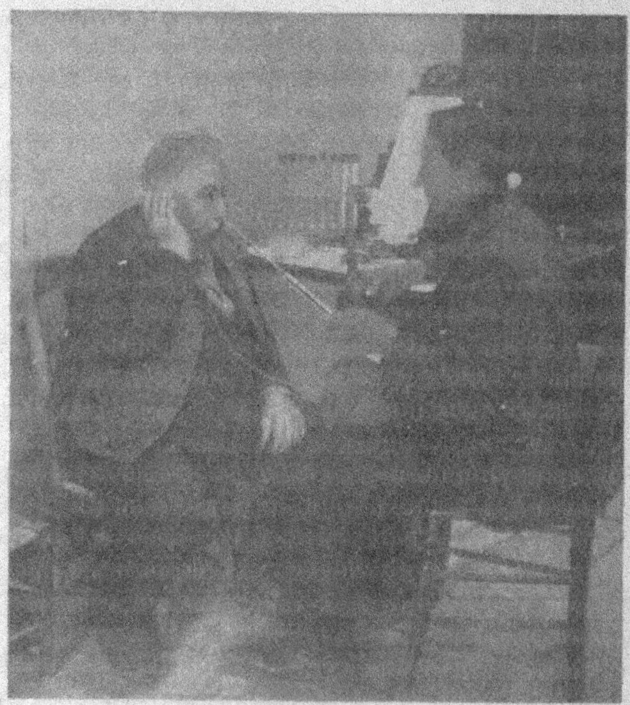

Séance d'insufflation.

c'est la seule condition de bien faire une insufflation parce qu'il peut diriger l'impulsion à donner à sa main, d'après

les impressions ressenties à son oreille, par l'intermédiaire
de l'otoscope. Cette partie du traitement est la plus pénible pour l'opérateur qui est obligé pour les premières
séances, de se faire aider ; mais avec un peu d'habitude il
arrive, en changeant de mains, à donner sans arrêt, plusieurs insufflations à la file. Inutile d'ajouter que chaque
malade possède une sonde d'Itard qui lui est personnelle
et conservée entre chaque séance, dans un milieu asep-
tique.

Dans le cours du traitement, le phénomène suivant se
produit presque constamment. Vers le huitième ou dixième
jour, l'entrée de la trompe d'Eustache est moins perméable
et la sonde ne pénètre que difficilement. C'est la poussée
thermale qui se produit, poussée passagère mais contre
laquelle il ne faut pas essayer de lutter ; il suffit de cesser
les insufflations pendant un ou deux jours. Cet arrêt est
quelquefois nécessité à deux reprises pendant une cure
qui doit avoir une durée moyenne de 25 à 30 jours, arrêts
normaux compris.

L'opération très simple du cathétérisme est précédée d'un
gargarisme qui nettoie le rhino-pharynx et d'une séance de
humage qui prépare la muqueuse et facilite le passage de
la sonde. Ce humage est variable en durée et en sources,
suivant le moment de la cure et suivant les effets que l'on
veut obtenir, car nous savons déjà que si la Reine est excitante, la Grotte l'est moins avec une action plus profonde
et la Richard produit, chez la plupart des malades, une action desséchante qui peut être nuisible dans certains cas.

Ainsi compris, on voit combien le humage peut rendre
de services en s'adressant tout d'abord aux divers processus rhino-pharyngés, pour enrayer leur tendance à se pro-
pager aux oreilles et à faire des sourds ; combien encore il
peut être utile sous forme d'insufflation, quand la propagation est faite, en modifiant, en enrayant même, la marche de ces processus.

Le temps à consacrer à une insufflation ne peut être soumis à une règle générale ; il en est de même de l'intensité
de la pression. Tout cela dépend de l'intensité des réactions

inflammatoires qui peuvent se manifester du côté de la muqueuse. En tout cas, il est prudent de ne faire qu'une seule insufflation par jour et par oreille et d'une durée de deux à trois minutes au plus pour chaque côté.

*
* *

Les manifestations arthritiques et le Rhumatisme chronique en particulier, constituent une deuxième série d'affections soignées à Luchon. Elles correspondent plus particulièrement aux eaux fortes, polysulfurées. On leur oppose surtout les grands bains à la température moyenne de 35 à 36°, d'une durée de 25 à 40 minutes suivant les sujets et l'époque de la cure. Les températures élevées de 37, 38 et 40° cent. seront atteintes avec une extrême prudence et seulement chez les sujets lymphatiques. Les bains sont variés ; les uns dans des cabines vastes et aérées, les autres dans des pièces à voûtes surbaissées où les vapeurs sulfureuses se condensent autour du malade, ajoutant ainsi les effets d'une inhalation à ceux du bain proprement dit.

Ce même phénomène se retrouve dans les *piscines à voûte basse* où le bain est toujours excitant et à la température de 36° cent. Ces piscines, au nombre de deux, les analogues de celles de Barèges, s'adressent aux raideurs articulaires, aux ulcérations atoniques, à toutes les affections cutanées torpides en rapport avec une atonie locale ou générale.

Ces raideurs articulaires seront traitées encore par les *grandes douches générales chaudes*, efficaces surtout dans les vieilles polyarthrites rhumatismales, dans les névralgies et particulièrement dans la sciatique rhumatismale. Ces douches sont données à des températures variant entre 38° et 44° et ont une durée de une à cinq minutes suivant les cas. Elles sont à plein jet ou en arrosoir ou brisées avec le doigt. Elles ont le grand avantage de réunir les bienfaits de la douche elle-même à ceux d'une inhalation inévitable avec une eau chaude qui se pulvérise tout autour du malade et dont la caractéristique, nous l'avons vu, est de dégager avec une extrême facilité une grande quantité d'hydrogène sulfuré.

Par l'ensemble de ses actions, la grande douche s'adresse particulièrement aux cas où les fonctions de la peau sont ralenties, aux états lymphatiques.

A côté de ces grandes douches sont les *douches locales* installées dans chaque cabine et que le malade peut prendre dans son bain. Ces petites douches données à une température modérée de 35 à 38 degrés ont une action résolutive et sont indiquées surtout dans certains états torpides exigeant une médication active, mais où les poussées sont à redouter. Ces douches sont généralement données après le bain, sous forme de pluie très fine et pendant une durée de 5 à 15 minutes.

a. Les *douches ascendantes* admirablement installées depuis quelques années et alimentées par les sources Reine, Blanche et Bordeu, dont nous connaissons les propriétés dissemblables. Elles sont employées contre la métrite chronique et contre l'entérite pseudo-membraneuse. Ce sont des indications secondaires à Luchon.

b. La *douche écossaise* doit être considérée comme adjuvant au traitement sulfureux, intervenant quand il faut donner un coup de fouet à l'organisme dans le cas d'atonie et trouvant surtout une indication après un bain excitant.

c. La *pulvérisation* alimentée par Reine que nous savons hyperthermale et fortement minéralisée. Ces deux caractères sont indispensables à une bonne pulvérisation parce qu'il faut tenir compte de la déperdition de calorique et de la diminution de la minéralisation qui sont dues au brisement de l'eau. Nous avons vu que la pulvérisation trouvait son application dans le coriza chronique d'origine arthritique. Elle est encore utile dans le traitement de l'acné vulgaire et mon ami, M. Ferras, a communiqué dans un mémoire à l'Académie, les beaux résultats qu'il avaient obtenus dans les nombreux cas de pelade ancienne. En général la guérison se produit rapidement.

d) Les *étuves naturelles de Luchon* si en honneur autrefois auprès des médecins et encore aujourd'hui auprès des gens du pays semblent avoir été abandonnées pendant quelques années. Ces étuves sont construites au-dessus des griffons de Reine et de Bonjean (58° et 65°) à une température moyenne de 43°. Les malades qui sont au milieu de ces vapeurs très riches en sulfuration, ont un moment de suffocation à l'entrée ; mais ils s'habituent immédiatement à cette atmosphère surchargée de soufre et certains arthritiques en retirent un soulagement tel qu'ils réclament toujours leurs étuves. Elles sont aussi très précieuses chez certains syphilitiques, dans les cas où un traitement mercuriel intensif est urgent pour éviter le plus sûrement ses accidents d'intoxication. La transpiration produite par ces étuves diminue le poids du malade de 500 à 600 grammes en moyenne dans une séance de 15 à 20 minutes.

e) Enfin les *gargarismes* et *la boisson* viennent compléter les moyens thérapeutiques employés à Luchon. Il sont alimentés surtout par les trois sources du Pré dont le n° 1 plus fixe comparativement avec deux autres qui deviennent lactescentes au contact de l'air) a une température de 62°8 et une minéralisation de 0.079 par litre. Outre ces trois sources les gargarismes et les buvettes sont encore alimentés par les sources Ferras, Blanche, Enceinte, Reine, Grotte et les Romains.

Ces divers modes de traitement, bains, piscines, grandes et petites douches, sont en général suivis des diverses pratiques du massage qui donnent une perfection plus grande aux résultats obtenus.

****

Les eaux sulfureuses de Luchon s'adressent à une troisième série de malades, les syphilitiques. On a voulu en faire une eau spécifique de la syphilis, quoique les eaux sulfureuses en général, soient favorables à ce traitement, mais les nombreux résultats qu'on y a obtenus et observés ont contribué à établir cette suprématie.

Quoi qu'il en soit, on admet aujourd'hui que les eaux sulfureuses n'agissent pas directement sur cette affection, mais indirectement en secondant le traitement mercuriel, en facilitant une absorption énorme d'hydargyre avec un minimum d'accidents. On ne croit plus à la fameuse action curative des eaux sulfureuses sur la maladie microbienne, pas plus qu'on n'admet la valeur de ce qu'on appelait le traitement d'épreuve, traitement ne donnant aucune sécurité pour le diagnostic et trop souvent plein de dangers.

Nous savons quelles sont les lésions dominantes de la syphilis, lésions d'endo-péri-vascularite qui s'accompagnent de lésions du côté du sang. Vaisseaux et sang sont adultérés et il en résulte un ralentissement général de la nutrition et une déminéralisation très accentuée.

Le mercure, le seul agent curateur de la syphilis, doit lutter contre ces lésions occasionnées par la maladie, il est introduit dans l'organisme, soit par ingestion, soit par frictions, soit enfin par injections intra-musculaires solubles ou insolubles.

Une fois dans l'organisme, le mercure subit des transformations qui lui permettent de rentrer dans la circulation. Pour les uns, le mercure arriverait à la formation de sels solubles résultat de la combinaison de l'oxyde ou du chlorure de mercure avec les albuminoïdes et les sels alcalins. C'est la théorie de Miahle.

Une autre théorie, celle de Merget, admet qu'en présence du sérum sanguin, le bichlorure de mercure, par exemple, serait réduit en protochlorure avec mise en liberté d'acide chlorhydrique. Sous l'influence des substances albuminoïdes, le sel de mercure redeviendrait bichlorure pour se dédoubler encore, jusqu'à réduction complète en acide chlorhydrique et en mercure. Ce mercure existerait donc dans le sang à l'état de mercure métallique.

Une troisième théorie enfin reconnaîtrait aux éléments cellulaires du sang la spécialité de fixer les fines particules mercurielles, pour les porter de préférence sur les lésions spécifiques.

Quoi qu'il en soit, c'est le mercure qui agit, c'est lui qui circule dans l'organisme et va jusqu'au sein des lésions réparer les méfaits de la syphilis. Il agit surtout sur les lésions localisées de la période secondaire, lutte contre l'endo-artérite ou la périartérite, est moins efficace contre les accidents de la troisième période.

Mais ce mercure a des inconvénients qui rend parfois très délicate la manière de s'en servir. S'il guérit l'anémie syphilitique, il produit lui-même au bout de quelque temps de traitement, l'anémie mercurielle qui n'est pas sans inconvénients et qui s'accentue à mesure que l'organisme est depuis plus longtemps sous l'influence du mercure. En outre, certains malades peuvent avoir une intolérance partielle et même absolue à l'égard du mercure et d'autres être porteurs de diathèses acquises ou congénitales qui donnent une allure spéciale à la syphilis où le mercure ne peut plus suffire.

Ce sont des cas assez nombreux où il faut faire intervenir les médications adjuvantes parmi lesquelles la première place est occupée par la cure thermale sulfurée sodique qui agit de deux manières : 1° comme station climatique ; 2° comme station sulfureuse.

Comme climat, nous savons que le syphilitique pourra se reposer à Luchon, le repos physique et surtout moral chez ces malades qui sont presque toujours des surmenés, des nerveux. Ce repos moral sera associé à des exercices, des promenades en plein air, au milieu de cette atmosphère pure, de ce climat sec qui aura vite fait de régénérer le sang de ces anémiés. Ajoutez à cela une pratique d'hydrothérapie bien comprise qui permettra d'augmenter la suractivité de telle ou telle région, indépendamment du traitement sulfuré qui lui dirigera plus spécialement le traitement spécifique.

Ce traitement sulfureux aura par lui-même des résultats merveilleux sur l'état général. Nous savons quel est son pouvoir excitant, stimulant sur les organismes affaiblis. Sous l'action de la cure thermale, le sang est régénéré, ce qui se manifeste par une augmentation des globules rouges. Mais il est surtout une action précieuse des eaux sulfureuses; c'est leur action circulante sur le mercure. Elles permettent à l'organisme de tirer tout le parti possible du mercure, tout en lui évitant d'être adultéré par sa présence.

Nous prenons comme exemple un syphilitique récemment arrivé aux eaux et soumis depuis quelques jours au traitement simplement sulfureux. Dès les premiers bains, cet individu a présenté du mercure dans ses urines et pourtant il n'en accusait pas avant de prendre les bains. Ce malade avait suivi un traitement mercuriel, quelques mois auparavant; une partie du mercure absorbé ne s'était pas éliminé et s'était accumulé dans un coin quelconque de l'organisme. Quelques mois après, le traitement sulfureux seul a suffi pour déterminer l'élimination de ce médicament, inutilisé et nuisible dans l'économie ; il a fait un nettoyage de l'organisme ainsi préparé pour une nouvelle cure mercurielle.

Un autre cas qui se rencontre assez fréquemment est celui d'un malade qui a suivi des traitements spécifiques, sans voir les lésions s'améliorer ou ne changer que très peu. Associez une cure thermale au traitement mercuriel, vous verrez l'état de votre malade changer complètement en quelques jours. Ici encore le mercure ne circulait pas, c'était un ralenti de la nutrition où le mercure traînait, encombrant les émonctoires. Il a suffi d'aviver les échanges, de favoriser l'élimination pour voir le mercure agir.

On pourrait enfin citer les cas de ces malades qui ne peuvent pas prendre de mercure sans avoir des signes d'intolérance absolue et qui arrivent fort bien, grâce aux traitements sulfureux à absorber des doses normales de mercure, sans inconvénients. Ceci est très important, non seulement parce que le malade peut profiter du traitement mercuriel mais aussi parce qu'il est à l'abri des complications qui peuvent survenir, quand du mercure est accumulé dans l'économie.

En somme, ce qu'il faut bien retenir, c'est que si le mercure est le seul traitement de la syphilis, il n'est souvent pas suffisant et demande à être dirigé avec beaucoup de soins dans ses applications. C'est un médicament dont il faut se méfier parce qu'il n'est pas accepté par tout le monde, certains le supportent mal, d'autres en retirent quelquefois des résultats déplorables. Heureusement le médecin a le moyen de corriger ces inconvénients du mercure, en le forçant à circuler à travers l'organisme, à l'imprégner sans y séjourner, au moyen d'une cure thermale sulfurée sodique qui apporte en même temps son action régénératrice de l'état général. Peu importe la forme sous laquelle cette absorption se fait, que ce soit sous forme de sels solubles (Miahle) ou bien sous forme de mercure métallique (Merget), le principal but est atteint du moment que l'on est sûr de faire absorber le médicament et qu'on évite son accumulation dans l'économie.

Quels seront donc les indications de la cure thermale de Luchon dans le cours d'une syphilis ? Elle s'adressera à tous les syphilitiques en général, mais plus particulièrement à deux classes plus définies. La première classe sera choisie parmi les anémiés, les débilités ; ceux qui ont été pendant longtemps sous l'influence d'une mercurialisation soutenue et dont l'état général se ressent de cette influence. La plupart de ces malades auront besoin de se désimprégner, de laver leurs tissus des résidus de mercure qui auront pu s'accumuler dans une partie de leur corps, il devront se soumettre à une cure thermale qui leur fera peau neuve et renverra au médecin traitant un malade dont l'état général sera remonté et dont les tissus bien nettoyés seront prêts à se soumettre de nouveau à des traitements mercuriels plus efficaces.

Nous conseillons en particulier ces cures thermales, aux malades qui ont coutume de prendre des injections de sels insolubles. Il ne sera pas indispensable pour eux de faire une cure mercurielle, pendant la cure thermale.

La deuxième catégorie de malades sont les gravement atteints, ceux dont l'évolution est rapide, les cas graves qui risquent de faire des localisations dangereuses ; ceux enfin qui en temps ordinaire ont des symptômes rebelles au traitement mercuriel. Dans ces cas, il ne faut pas perdre de temps, il faut instituer rapidement un traitement mercuriel intense en même temps qu'une cure thermale appropriée. On évitera souvent ainsi de graves accidents, car nous avons de nombreux moyens, pour faire absorber des quantités énormes de mercure, sans le moindre inconvénient.

*
**

Pour compléter le tableau des maladies justiciables des eaux de Luchon, nous devons citer le groupe eczéma. Nous avons vu en effet que ces affections étaient soignées par les eaux *blanchissantes* sous forme de grands bains. Ce sont les eaux les plus sédatives de la station qui ne produisent ni rougeur, ni chaleur, ni demangeaisons du côté de la peau. Au contraire ces manifestations disparaissent sous l'influence des bains, la peau devient douce, moins irritée et le système nerveux lui-même en est favorablement influencé. Ce sont des bains utiles dans les divers états d'eczéma, dans les manifestations herpéto-arthritiques, dans les érythèmes, l'impétigo, l'acné rosacée, le prurigo.

*
**

Dans ce rapide résumé, nous avons essayé de simplifier autant que possible les nombreuses sources de Luchon, en les ramenant à un tableau qui permette de placer devant les yeux du lecteur le caractère dominant de ces eaux, en glissant sur les points secondaires. Comme caractère essentiel nous avons insisté sur la propriété *générale* des sources de produire spontanément à l'air libre de l'*hydrogène sulfuré* et nous sommes partis de là pour instituer le humage avec ses indications respiratoires.

Le deuxième caractère dominant, nous l'avons trouvé dans les *eaux blanchissantes*, que nous appliquons aux affections cutanées et qui constitue une deuxième specialité; le bain des dermatoses, le plus sédatif de la station.

Le troisième groupe sera constitué au contraire par les bains *polysulfurés*, des sulfureuses fortes que nous réservons aux lymphatiques, aux affections osseuses, aux plaies atoniques et fistules ; ce sont des sulfureux excitants de premier ordre.

Enfin le quatrième groupe est celui des *hyposulfités*, que nous avons destiné plus spécialement à la syphilis parce qu'ils auraient plus d'efficacité au point de vue de la vertu circulatoire du mercure à travers l'organisme.

Ce sont autant de groupes que nous avons séparés afin de rendre plus tangibles, au lecteur, les principales indications de Luchon, mais en réalité les sources sont moins distinctes les unes des autres et l'ensemble d'un traitement thermal est beaucoup plus compliqué parce que tout se lie du commencement à la fin. Ce sont partout des éléments complexes qui nous entourent dans une ville d'eau, c'est le malade lui-même avec sa manière d'être, sa diathèse, sa manière de réagir, ce sont les sources, le climat, l'altitude, la façon de vivre, autant d'éléments qui doivent entrer chacun en ligne de compte dans la marche du traitement. Ajoutez à cela que tous ces éléments si complexes nous ne les connaissons souvent qu'imparfaitement d'après l'empirisme, parce que nous ne pouvons pas arriver à approfondir suffisamment l'action physiologique de nombreuses sources thermales. Il nous suffit d'avoir un nouveau moyen d'investigation pour découvrir des faits qu'on ne soupçonnait pas et pour brûler ce qu'on nous avait enseigné.

C'est précisément ce qui vient de se produire ces temps derniers au sujet des sources qui nous intéressent.

M. le professeur Moureu vient de consacrer une grande partie de l'hiver à l'étude de la radioactivité des eaux de Luchon. Tout le monde était d'accord pour reconnaître que la source la plus forte, la plus excitante de la région était la Reine. C'était un bain qui excitait le malade, jusqu'à le priver de sommeil quelquefois et on disait que c'était le bain le plus électrogène. Dans ses recherches, au point de vue radioactivité, M. Moureu n'a absolument rien trouvé dans cette source Reine et il a découvert dans la source Bordeu la plus grande quantité de radioactivité connue, la plus riche après Gastein. Il a retrouvé de même une grande radioactivité dans les eaux les plus douces de la station.

Nous devons donc modifier nos idées et au lieu de nous laisser hypnotiser par ces eaux fortes à grands effets, essayer plus que jamais de pénétrer ces mystérieux résultats que nous avons toujours obtenus, au moyen de ces eaux douces, dont les effets, quoique moins bruyants, n'en étaient pas moins plus profonds et plus réels. Dès maintenant nous en connaîtrons la vraie raison et nous saurons que la radioactivité, si riche de ses sources, permet de pénétrer l'organisme jusque dans ses éléments intimes pour y provoquer les transformations au niveau même des cellules.

On comprendra pourquoi nous n'avons pas voulu parler de radioactivité au sujet des sources que nous avions reconnues éminemment électrogènes : c'est parce que celles-ci sont des sources fortes, excitantes, tandis que, contre les idées répandues, ce ne sont pas les mêmes qui sont les radioactives. Ce sont, au contraire, des sources douces, des sources émollientes.

M. Moureu dit un fait important au point de vue des eaux radioactives ; c'est que leur radioactivité diminue à peu près de moitié dans les quatre premiers jours qui suivent l'embouteillage et qu'au bout d'un mois environ une eau minérale a perdu pratiquement toute propriété radioactive.

Dr BAQUE.